BEI GRIN MACHT SICH IHR WISSEN BEZAHLT

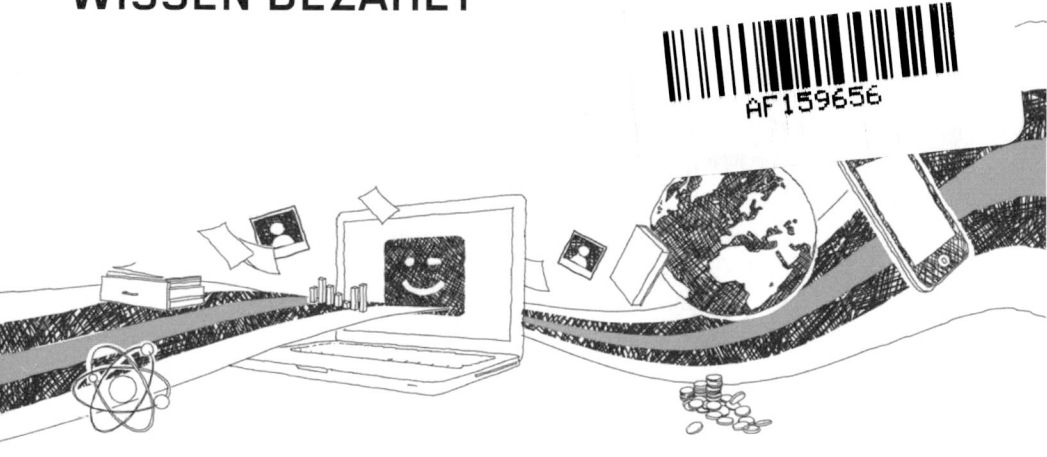

- Wir veröffentlichen Ihre Hausarbeit, Bachelor- und Masterarbeit

- Ihr eigenes eBook und Buch - weltweit in allen wichtigen Shops

- Verdienen Sie an jedem Verkauf

Jetzt bei www.GRIN.com hochladen und kostenlos publizieren

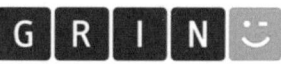

Bibliografische Information der Deutschen Nationalbibliothek:

Die Deutsche Bibliothek verzeichnet diese Publikation in der Deutschen Nationalbibliografie; detaillierte bibliografische Daten sind im Internet über http://dnb.d-nb.de/ abrufbar.

Dieses Werk sowie alle darin enthaltenen einzelnen Beiträge und Abbildungen sind urheberrechtlich geschützt. Jede Verwertung, die nicht ausdrücklich vom Urheberrechtsschutz zugelassen ist, bedarf der vorherigen Zustimmung des Verlages. Das gilt insbesondere für Vervielfältigungen, Bearbeitungen, Übersetzungen, Mikroverfilmungen, Auswertungen durch Datenbanken und für die Einspeicherung und Verarbeitung in elektronische Systeme. Alle Rechte, auch die des auszugsweisen Nachdrucks, der fotomechanischen Wiedergabe (einschließlich Mikrokopie) sowie der Auswertung durch Datenbanken oder ähnliche Einrichtungen, vorbehalten.

Impressum:

Copyright © 2017 GRIN Verlag
Druck und Bindung: Books on Demand GmbH, Norderstedt Germany
ISBN: 9783668828957

Dieses Buch bei GRIN:

https://www.grin.com/document/445642

Andreas Prenzel

Ethische Betrachtung der ärztlich assistierten Beihilfe zur Selbsttötung

In wessen Hand sollte die Sterbehilfe liegen?

GRIN Verlag

GRIN - Your knowledge has value

Der GRIN Verlag publiziert seit 1998 wissenschaftliche Arbeiten von Studenten, Hochschullehrern und anderen Akademikern als eBook und gedrucktes Buch. Die Verlagswebsite www.grin.com ist die ideale Plattform zur Veröffentlichung von Hausarbeiten, Abschlussarbeiten, wissenschaftlichen Aufsätzen, Dissertationen und Fachbüchern.

Besuchen Sie uns im Internet:

http://www.grin.com/

http://www.facebook.com/grincom

http://www.twitter.com/grin_com

Inhaltsverzeichnis

1 Hinführung 1
   1.1 Ziel der Seminararbeit 2
   1.2 Aufbau der Arbeit 2
2 Theorieteil/ Theoretischer Hintergrund 3
   2.1 Formen der Sterbehilfe 3
      2.1.1 Aktive Sterbehilfe 3
      2.1.2 Passive Sterbehilfe 4
      2.1.3 Indirekte Sterbehilfe 4
      2.1.4 Beihilfe zur Selbsttötung/ärztlich assistierter Suizid 5
   2.2 Rechtslage in Deutschland 5
   2.3 Rechtslage in der Schweiz 6
   2.4 Medizinethik/Ärztlicher Ethos 7
3 Praxisteil 8
   3.1 Forschungsdesign 8
   3.2 Experteninterviews 8
4 Diskussion 10
Literaturverzeichnis 11

1 Hinführung

"Die Würde des Menschen ist unantastbar. Sie zu achten und zu schützen ist Verpflichtung aller staatlichen Gewalt." (Grundgesetz Deutschland, Artikel 1 Absatz 1)

Der assistierte Suizid war lange in Deutschland nicht strikt verboten, galt jedoch laut den Grundsätzen der Bundesärztekammer als unvereinbar mit dem ärztlichen Berufsethos. Daher wurde dieses Thema in den letzten Jahren so kontrovers diskutiert wie kaum ein anderes. Auf dem 114. Deutsche Ärztetag im Jahre 2011 wurde die, etwas unscharf formulierte, Berufsordnung für Ärzte neu verfasst und die Beihilfe zur Selbsttötung explizit verboten:

"Ärztinnen und Ärzte haben Sterbenden unter Wahrung ihrer Würde und unter Achtung ihres Willens beizustehen. Es ist ihnen verboten, Patienten auf deren Verlangen zu töten. Sie dürfen keine Hilfe zur Selbsttötung leisten" (vgl. Deutsches Ärzteblatt vom 10.07.2011).

Sieben der 17 Landesärztekammern nahmen diese Formulierung nicht an. Eine nicht enden wollende Uneinheitlichkeit in der Sterbehilfe-Frage auf dieser Ebene war damit vorprogrammiert.

Die Zahl der deutschen Suizidtouristen in der Schweiz steigt von Jahr zu Jahr. Allein im Kanton Zürich haben Organisationen wie „Dignitas" und „Exit" einen sehr hohen Bekanntheitsgrad. Dort wurden beispielsweise zwischen 2008 und 2012 611 Fälle aufgeführt, von denen allein 268 aus Deutschland gezählt wurden (vgl. Süddeutsche Zeitung vom 21.08.2014). Der ärztlich assistierte Suizid sowie die Reichweite der Selbstbestimmung am Lebensende ist ein sehr brisantes und seit vielen Jahren gesellschaftspolitisch und ethisch kontrovers diskutiertes Thema. Zuletzt gelangte es im Jahre 2014 in den Fokus der Öffentlichkeit. Gesundheitsminister Gröhe forderte ein Verbot organisierter Vereine wie „Sterbehilfe Deutschland", welche in manchen Nachbarländern, wie der Schweiz, unter bestimmten Voraussetzungen erlaubt sind. (vgl. Presseerklärung des Deutschen Hospiz- und Palliativverband e. V. vom 10.01.2014).

Am 6. November 2015 stellte der Bundestag nach einer einjährigen Debatte die geschäftsmäßige Förderung der Selbsttötung unter Strafe. Dieser Beschluss wurde von dem Bundesärztekammer-Präsident Frank Ulrich Montgomery, für den eine ärztliche Beteiligung am assistierten Suizid im Wiederspruch zum ärztlichen Ethos steht, sehr begrüßt. Der Wunsch nach mehr Klarheit in der deutschen Rechtslage wurde dadurch allerdings verfehlt (vgl. Deutsches Ärzteblatt vom 06.11.2015). Eine geschäftsmäßige Förderung der Selbsttötung ist seit diesem Beschluss strafbar. Der ärztlich assistierte Suizid verursacht ein Spannungsfeld und setzt Ärzte vor ethische, moralische und juristische Herausforderungen. Auch wenn Töten im moralischen Selbstverständnis eines Arztes keinen Platz hat, sollte er sich dem Wunsch dabei zu unterstützen nicht grundsätzlich entziehen, denn laut einer Allensbacher Studie wünschen sich 65% der Bundesbürger ärztliche Hilfe in solch einer Situation. (vgl. Allensbacher Kurzbericht vom 6. Oktober 2014)

In diesem sehr sensiblen Thema bündeln sich viele Fragen und Aspekte. Es herrscht ein Spannungsverhältnis zwischen dem Verständnis menschlichen Lebens und dem Respekt vor der Selbstbestimmung. Es stellt sich auch die Frage ob gerade dieses Thema im Strafgesetzbuch geregelt werden sollte.

1.1 Ziel der Seminararbeit

Der Autor der Seminararbeit ist in seiner 15-jährigen Tätigkeit als Krankenpfleger auf der Intensivstation immer wieder mit dem Wunsch zu sterben konfrontiert worden.

Im Rahmen dieser Arbeit sollen grundlegende ethische Aspekte der ärztlichen Beihilfe zur Selbsttötung betrachtet und vor allem die Frage beantwortet werden in wessen Hand es liegt über das Leben des Patienten zu entscheiden und ob es Aufgabe der Ärzte ist, dabei zu unterstützen.

1.2 Aufbau der Arbeit

Zur Bearbeitung der im vorherigen Gliederungspunkt erläuterten Zielsetzung werden im theoretischen Teil dieser Seminararbeit Begrifflichkeiten zum ärztlich assistierten Suizid mittels Literaturanalyse und Internetrecherche definiert. Den Definitionen folgt die Beschreibung der rechtlichen Lage in Deutschland und in der Schweiz. Anschließend wird das Thema ethisch betrachtet und die Meinung der Ärzte dazu anhand von zwei Experteninterviews näher beleuchtet. Die theoretischen und praktischen Erkenntnisse werden mit dem Ziel, die oben genannte Forschungsfrage zu beantworten im Schlussteil verknüpft. Abschließend folgen ein Fazit und ein Ausblick.

2 Theorieteil/ Theoretischer Hintergrund

2.1 Formen der Sterbehilfe

Die Ansichten was unter Sterbehilfe verstanden wird, welche Arten es gibt und welche Terminologie passender wäre sind unterschiedlich. Um darüber adäquat diskutieren zu können, bedarf es einer klaren Differenzierung der unterschiedlichen Formen (vgl. Maier, G., 2010, S.40). Traditionell lassen sich folgende vier Arten unterscheiden (vgl. Bühler, E., et al., 2015, S.50f).

- Aktive Sterbehilfe
- Passive Sterbehilfe
- Indirekte Sterbehilfe
- Ärztlich assistierter Suizid

In der Stellungnahme zur Sterbehilfe im Jahre 2006, schlug der Deutsche Ethikrat folgende, sorgfältiger formulierte Terminologie vor:

- Tötung auf Verlangen (vergleichbar mit aktiver Sterbehilfe)
- Sterbenlassen (vergleichbar mit passiver Sterbehilfe)
- Therapie am Lebensende (vergleichbar mit indirekter Sterbehilfe)
- Beihilfe zur Selbsttötung (vergleichbar mit ärztlich assistiertem Suizid)
- Sterbebegleitung

Im Rahmen der Seminararbeit werden allerdings die klassischen Formen nach Bühler erläutert.

2.1.1 Aktive Sterbehilfe

Von aktiver Sterbehilfe spricht man bei der gezielten Tötung auf Verlangen (vgl. StGb § 216: Tötung auf Verlangen) Im medizinischen Kontext liegt aktive Sterbehilfe vor, wenn das Leben eines leidenden Patienten zum Beispiel durch eine Überdosis Morphin, die den Tod zur Folge hat, verkürzt wird. Dabei geht es um die gezielte Herbeiführung des Todes durch den Arzt (vgl. Maio, G., 2012, S. 343f). Bei der Tötung auf Verlangen liegt die Tatherrschaft somit nicht in der Hand des Patienten sondern bei einem Dritten (vgl. Nationaler Ethikrat 2006, S. 55). Nach deutschem Recht ist diese Art der Sterbehilfe verboten und strafbar (vgl. StGb § 216: Tötung auf Verlangen). Diese Form der Sterbehilfe kommt ihrem Wortstamm am Nächsten da es sich hierbei um die reine Tötung auf Verlangen handelt.

2.1.2 Passive Sterbehilfe

Das Unterlassen lebensverlängernder Maßnahmen bei bevorstehendem unabwendbarem Tod wird als passive Sterbehilfe bezeichnet (vgl. Maier, G., 2015, S. 43). Sie ist strafrechtlich nicht geregelt und standesrechtlich in den Grundsätzen der Bundesärztekammer zur ärztlichen Sterbebegleitung unterstützt. In diesem Fall spricht man von einem rechtlich problemlosen Zulassen des Strebens (vgl. Bedford-Strohm, H., 2015, S. 35ff). Laut einem Beschluss des Bundesgerichtshofes vom 25.06.2010 gilt es für Ärzte, den Willen des Patienten zu respektieren (vgl. BHG 2 StR 454/09). Die ausdrückliche Ablehnung einer Lebensverlängerung durch Maschinen oder einer bestimmten Therapie von Seiten des Patienten gilt als Grundlage ärztlichen Handelns. Dies kann durch den mutmaßlichen Willen oder mittels einer Patientenverfügung eingeleitet werden. Auch wenn diese Form der Strebehilfe sehr unproblematisch klingt, birgt sie zeitweise intensive ethische Konflikte. Denn, um Sterben zuzulassen, bedarf es in manchen Fällen auch einer aktiven Handlung (vgl. Nationaler Ethikrat 2006, S. 54).

2.1.3 Indirekte Sterbehilfe

Bei der indirekten Sterbehilfe steht die Schmerzlinderung im Focus des Handelns. Dass der Patient aufgrund der Dosierung zu Tode kommen kann, wird in Kauf genommen, darf allerdings nicht wie bei der aktiven und der passiven Sterbehilfe, Ziel der Tat sein (vgl. Maio, G., 2012, S. 345). Wichtig in der Unterscheidung ist hier, dass eine Lebensverkürzung nicht das Ziel der Behandlung/Therapie ist und auch nicht sein soll. Da es sich hierbei eher um eine palliative Behandlungsmethode beziehungsweise Therapie am Lebensende handelt, sollte hier eher von dem Begriff Sterbehilfe Abstand genommen werden. Bei dieser Form ist ebenfalls eine straf- und standesrechtliche Belangung ausgeschlossen.

2.1.4 Beihilfe zur Selbsttötung/ärztlich assistierter Suizid

Unter dem ärztlich assistierten Suizid, auch Beihilfe zur Selbsttötung genannt, versteht man die Bereitstellung und Beschaffung von Medikamenten, deren Konsum letztendlich zum Tode führt, durch einen Arzt. Die Tathoheit liegt dabei bei dem Sterbewilligen (vgl. Schmidt, B., 2016. S. 13). Die Rechtslage ist bei dieser Form der Sterbehilfe sehr widersprüchlich. Der Suizid ist in Deutschland nicht strafbar und somit der assistierte Suizid ebenso nicht. Vorausgesetzt, dieser wird dabei nicht geschäftsmäßig gefördert (vgl. Hellweg, R. 2015, S. 1). Eigentliches Problem dabei ist der Arzt als Helfer. Nach bisherigem Rechtverständnis darf er die Tabletten verschreiben, darf allerdings aufgrund seiner Garantenpflicht im Falle eines Suizids nicht anwesend sein oder muss lebensrettende Maßnahmen einleiten auch wenn die Tatherrschaft beim Patienten liegt (vgl. Maier, G., 2010, S. 51). Das am 6.11.2015 vom Bundestag verabschiedete Gesetz macht die Rechtslage nicht klarer. Des Weiteren erlaubt es die Muster-Berufsordnung, welche auf Bundesebene formuliert wird, Ärzten nicht, Beihilfe zur Selbsttötung zu leisten. Rechtlich relevant ist dieser Beschluss allerdings nicht für alle Landesärztekammern (vgl. Hellweg, R. 2015, S. 3). Ärzte bewegen sich somit bei dem Thema des assistierten Suizids in einem ethischen, moralischen und juristischen Spannungsfeld.

2.2 Rechtslage in Deutschland

Die Situation in der Bundesrepublik ist geprägt von einer widersprüchlichen Rechtslage. Es herrsch ein Spannungsverhältnis zwischen Selbstbestimmungsrecht und Hilfeleistungspflicht. Der assistierte Suizid war entgegen dem standesrechtlichen Verbot einiger Landesärztekammern solange die Tatherrschaft bei dem Sterbewilligen lag viele Jahre nicht verboten (vgl. Neumann, U., 2015, S 16). Im Einzelfall kam es schon immer wegen der ärztlichen Garantenpflicht zu Rechtsunsicherheiten. Vor allem wegen der Unterlassenen Hilfeleistung bei Eintreten der Bewusstlosigkeit (vgl. 323c StGb: Unterlassene Hilfeleistung). Seit dem 6. November 2015 ist die geschäftsmäßige Förderung der Beihilfe zum Suizid in Deutschland verboten und somit auch Bestandteil des Strafrechts. Vereine wie Sterbehilfe Deutschland von Roger Kusch wurden somit als rechtswidrig eingestuft (vgl. § 217 StGb:

Geschäftsmäßige Förderung der Selbsttötung). Das Ziel eine klare Rechtslage für Ärzte zu schaffen wurde verfehlt, denn der Begriff „geschäftsmäßig" sorgt für mehr Unsicherheit. Unter Geschäftsmäßig wird eine organisierte, gewinnorientierte und eine sich wiederholende Handlung verstanden, wodurch auch Palliativmediziner in Ihrem Tun betroffen sein können. (vgl. Zeit Online vom 6. November 2015). Standesrechtlich ist es Ärzten seit der Verschärfung der (Muster-) Berufsordnung durch die Bundesärztekammer im Jahre 2011 verboten, beim Suizid mitzuwirken. Übernommen wurde diese Formulierung wie schon einleitend erwähnt nur von 10 der 17 Landesärztekammern (vgl. Borasio, G., et al., 2014, S. 34). Den assistierten Suizid bundesweit explizit zu verbieten würde nicht nur gegen Art. 4 Abs. 1 GG in dem die Gewissensfreiheit des Arztes geschützt ist, sondern auch gegen die Berufsausübungsfreiheit aus Art. 12 Abs.1 GG verstoßen. Dem Straf- und Standesrecht steht das Verfassungsrecht und somit das Selbstbestimmungsrecht gegenüber. Der Mensch hat zwar ein Recht zu leben, ist aber nicht dazu verpflichtet (vgl. Borasio, G., et al., 2014, S. 37) Die aktuelle Rechtslage zu diesem sensiblen Thema ist in Deutschland sehr undurchsichtig und bedenklich. Wenn ein schwer kranker Sterbewilliger den Arzt seines Vertrauens um Hilfe bittet, gerät dieser automatisch in einen schwer zu bewältigenden Konflikt.

2.3 Rechtslage in der Schweiz

Nach etlichen gescheiterten Versuchen, die Beihilfe zur Selbsttötung durch eine Volksabstimmung gesetzlich zu regeln, entschied der Bundestag 2011 auch auf eine gesetzliche Regelung organisierter Suizidhilfe zu verzichten. Der ärztlich assistierte Suizid ist somit in der Schweiz nicht rechtswidrig solange er nicht aus selbstsüchtigen Motiven geschieht (vgl. Schmidt, B., 2016, S.9). Wenn mit selbstsüchtigem Hintergrund gehandelt wird, wird man nach Art. 115 StGb der Schweiz strafrechtlich belangt. Diese tolerante Regelung ermöglicht es Organisationen wie Exit und Dignitas unter bestimmten Voraussetzungen Suizidhilfe anzubieten. Die Schweizer Regierung setzt auf die Stärkung des Selbstbestimmungsrechts und ist sich sicher durch eine Förderung der Palliativmedizin und der Suizidprävention die Suizidrate senken zu können (vgl. Borasio, G., et al., 2014, S. 44).

2.4 Medizinethik/Ärztlicher Ethos

Aus dem griechischen stammend wird der Begriff Ethos mit Gewohnheit, Gesinnung oder Charakter gleichbedeutend übersetzt. Eine deutliche Abgrenzung zum Moralbegriff erfolgt jedoch nicht. Dies führt dazu, dass beide Begriffe heutzutage meist synonym verwendet werden. Ethik wird als die Theorie der Moral verstanden. Ethik versucht, menschliche Normen und Werte zu erkennen, zu analysieren und zu begründen. Medizinische Ethik befasst sich somit mit den Normen, die im Gesundheitswesen gelten sollten. (vgl. Schneider, A., 2012, S.3)

Medizinethik versucht im engeren Sinne, den Dreiklang zwischen den „Hauptakteuren" der ethischen Herausforderungen, der Autonomie des Patienten, der Autonomie des Arztes und den Ansprüchen der Gesellschaft, zu managen. (vgl. v. Engelhardt, 1997, S. 3)

Mediziner spielen eine gewichtige Rolle in der Suizidassistenz. Sie sind in Deutschland der einzige Berufsstand, welcher mittels Rezeptierung legalen Zugang zu entsprechenden Medikamenten hat. Daher lässt sich der assistierte Suizid aus der Ethos-Diskussion nicht wegdenken. Schildmann formuliert diese Problematik treffend:

> *„Der Wille und das Wohl des Patienten stehen [...] häufig im Mittelpunkt normativer Überlegungen hinsichtlich der Entscheidungen am Lebensende in der Medizin. Während das ethische Prinzip der Benefizienz seit langem im ärztlichen Ethos verankert ist, machen die geltenden standesethischen Veröffentlichungen deutlich, dass das Selbstbestimmungsrecht des Patienten auch wohlmeinendem ärztlichen Handeln Grenzen setzt."(Schildmann, 2006, S11)*

Mit dem Verbot der ärztlichen Suizidhilfe wurde der Ärzteschaft in Deutschland ihr Ethos und somit das ethische Verständnis vorgeschrieben und sozusagen die Freiheit zur individuellen Einzelfallentscheidung normiert. (vgl. Jox, 2011, S. 190)

3 Praxisteil

3.1 Forschungsdesign

Die theoretischen Inhalte wurden mittels zweier teilstandardisierter Experteninterviews empirisch untersucht. Hierbei wurde Wert auf die Erschießung ethischer Aspekte der ärztlichen Beihilfe zur Selbsttötung gelegt. Weiterhin sollte die Frage geklärt werden, in wessen Hand es liegt, über das Leben des Patienten zu entscheiden und ob es Aufgabe der Ärzte ist, dabei zu unterstützen. Im folgenden Abschnitt werden lediglich die, für diese Seminararbeit relevanten Passagen der Interviews verwendet und wiedergegeben. Die gesamten Interviews sind der Seminararbeit als Anlage beigefügt.

3.2 Experteninterviews

Das 1. Experteninterview wurde am 2. Februar 2017 durchgeführt. Teilnehmer des Gesprächs waren der Autor dieser Seminararbeit und OA. Dr. 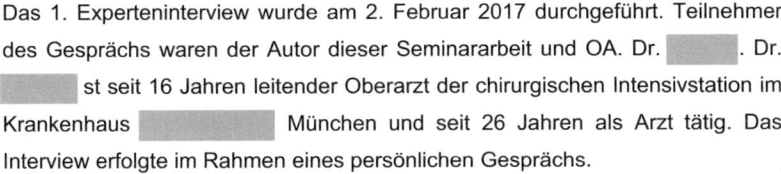. Dr. ▇ st seit 16 Jahren leitender Oberarzt der chirurgischen Intensivstation im Krankenhaus ▇ München und seit 26 Jahren als Arzt tätig. Das Interview erfolgte im Rahmen eines persönlichen Gesprächs.

Das 2. Experteninterview fand aus zeitlichen Gründen in Form einer schriftlichen Befragung ebenso am 2. Februar statt. Teilnehmer dieses Gesprächs waren der Autor der Seminararbeit und Fr. Dr. ▇ Fachärztin der chirurgischen Abteilung und seit 10 ein halb Jahren im Beruf tätig.

Beide Gesprächsteilnehmer/Interviewpartner blicken auf eine lange Zeit voller Erfahrungen in ihrem Fachgebiet zurück und hatten selbst auch schon einige Berührungspunkte mit dem bearbeiteten Thema.

Vorweg lässt sich sagen, dass die Meinungen der Befragten sich in vielen Punkten sehr ähnlich sind. Nachfolgend werden die wichtigsten Aussagen der Befragung zusammengefasst.

Auf die sehr allgemein formulierte Frage, wie man zu der Thematik stünde lassen sich auf beiden Seiten gleiche Tendenzen erkennen. Es wird sowohl aus der Sicht eines Arztes als auch aus der Sicht einer Privatperson reflektiert. Die Tatsache, einem Patienten aktiv beim Suizid zu assistieren, sei es auch nur in der Form der Bereitstellung der Medizin, widerspricht grundsätzlich dem medizinischen und ethischen Verständnis ihres Berufes. Beide Ärzte sind jedoch der Meinung dass es Ausnahmen geben muss, diese aber sehr genau und justiziabel niedergeschrieben werden sollen. Es kann immer Situationen geben, in denen der ärztlich assistierte Suizid das geeignetste Mittel der Wahl sei. Hier müsse sich der Arzt jedoch in seinem Handeln absolut sicher und darüber hinaus auch rechtlich abgesichert sein. Bei beiden Interviewten steht der Wunsch, Menschen zu helfen und deren Leben zu verbessern, sein es auch nur durch entsprechende Therapien eine Schmerzlinderung zu erzielen, im Vordergrund des Handelns und nicht, Leben zu beenden.

Auf die Frage, ob es einer staatlichen Regulierung bedarf, gehen die Antworten ebenfalls nicht weit auseinander. Mit der aktuellen Situation, dem Verbot der geschäftsmäßigen Förderung der Selbsttötung sind beide Ärzte zufrieden. Es sollte kein Geschäft aus dem Leid der Patienten entstehen und auch einem Missbrauch kann so entgegengewirkt werden. Ein grundsätzliches Verbot lehnen jedoch beide ab. Es besteht die Forderung nach einer klaren Regelung der Verantwortlichkeiten und Befugnisse. Der Mediziner solle nicht gezwungen werden, es zu tun, es darf ihm aber auch nicht verboten werden. Dem Willen der Ärzte nach soll es eine Einzelfallentscheidung des Mediziners sein, welche ausschlaggebend ist. Dies käme so auch dem ursprünglichen Gedanken des ärztlichen Ethos und den Formulierungen des Hippokratischen Eides am nächsten.

Eine eindeutige Lösung beziehungsweise endgültige Antwort zu der Thematik können schlussendlich beide Interviewpartner nicht geben. Am Ehesten sehen beide jedoch ganz klar die Palliativmedizin als wegweisend. Man solle dort ansetzen, wo der Wunsch nach einen assistierten Suizid noch nicht bestünde. Den Menschen muss geholfen werden, bevor sie so verzweifelt sind, dass nur noch der endgültige Austritt aus dem Leben als geeignet erscheint. Den Patienten nicht mit seiner Situation alleine zu lassen und stattdessen Hoffnung zu geben erachten beide Ärzte als sinnvoller und gewinnbringender, als ihnen bei der Selbsttötung zu helfen.

4 Diskussion

In wessen Hand liegt es nun, über das Leben von Patienten zu unterscheiden und soll es Aufgabe der Ärzte sein, dabei zu unterstützen? Nachfolgend sollen Argumente gefunden werden, welche letzten Endes zu einer Antwort auf die Forschungsfrage geben sollen. Hierbei soll versucht werden, auf alle bisher beleuchteten Thematiken einzugehen.

Zunächst wird sich auf rechtliche Aspekte konzentriert. Die Rechtsprechung ist eindeutig. Eine geschäftsmäßige Förderung der Selbsttötung wird durch das Strafgesetzbuch verboten und unter Strafe gestellt. Aber diese Eindeutigkeit besteht nur auf den ersten Blick. Was bedeutet geschäftsmäßig? Welche Kriterien müssen erfüllt sein, damit der Tatbestand der geschäftsmäßigen Forderung erfüllt ist. Eine solche Definition ist nicht bekannt. Weiterhin schließt der §217 StGB den ärztlich assistierten Suizid nicht aus, er unternimmt lediglich den Versuch einer Reglementierung. Anders, so sollte man meinen, sieht es beim Grundgesetzt aus. Die rechtliche und politische Grundordnung der Bundesrepublik Deutschland, die Verfassung, sagt in ihrem ersten Artikel aus, dass die Würde des Menschen unantastbar ist und dass diese das schützenswerteste Gut sei. Was bedeutet dies nun im Kontext der assistierten Selbsttötung? Schließt Artikel 1 GG diese aus oder lässt er diese zu? Organisationen wie DIGNITAS beschreiben die Rechtslage in Deutschland gemäß ihrer Interessen und nutzen die Verfassung argumentativ für ihre Zwecke. Das Leben in Würde und das Recht auf freie Entfaltung der Persönlichkeit seinen gleichbedeutend mit dem Recht, sein eigenes Leben würdevoll zu beenden. Niemand habe die Pflicht, zu leben. Dem zu entgegnen ist jedoch, dass in der Verfassung nicht die Rede davon ist, Leben zu beenden. Ein Leben zu beenden kann ebenso in krassem Gegensatz zu den Aussagen des Grundgesetzes stehen.

Nicht zuletzt sprechen auch das ärztliche Standesrecht und § 323c StGB gegen jegliche Formen der Unterstützung bei Suizidversuchen. Sobald es zu einer lebensbedrohlichen Situation kommen würde, wäre jeder, nicht nur medizinisches Personal, dazu verpflichtet, Hilfe zu leisten. Dieses Paradoxon müsse zunächst geklärt werden.

Nachfolgend wird die Thematik durch die Augen eines Patienten erörtert.

Literaturverzeichnis

Allensbach, I. f. (2014). *Deutliche Mehrheit der Bevölkerung für aktive Sterbehilfe.* Allensbach am Bodensee: Institut für Demoskopie Allensbach.

Bartens, W. (21. August 2014). *"Suizid-Tourismus" wächst rasant.* Von www.sueddeutsche.de: http://www.sueddeutsche.de/panorama/sterbehilfe-in-der-schweiz-suizid-tourismus-waechst-rasant-1.2096523 abgerufen

Bedford-Strohm, H. (2015). *Leben dürfen - Leben müssen - Argumente gegen die Sterbehilfe.* Münchenq: Kösel-Verlag.

Borasio, G. D., Jox, R., Taupitz, J., & Wiesing, U. (2014). *Selbstbestimmung im Sterben - Fürsorge zum Leben.* Stuttgart: Kohlhammer Verlag.

Bühler, E., Kren, R., & Stolz, K. (2015). *Betreuungsrecht und Patientenverfügung - praktische INformationen für Ärzte und Interessierte.* Berlin: Springer Medizin Verlag GmbH.

Bundesgerichtshof. (3. Februar 2017). Von http://www.hrr-strafrecht.de: http://www.hrr-strafrecht.de/hrr/2/09/2-454-09.php abgerufen

Ethikrat, N. (2006). *Selbstbestimmung und Fürsorge am Lebensende - Stellungnahme.* Berlin: Nationaler Ethikrat.

Flintro, J. (Juli 2011). 114. Deutscher Ärztetag in Kiel: Lieber Koch als Kellner. *Deutsches Ärzteblatt*, S. 307-308.

Hellweg, R. (Dezember 2015). Neues Sterbehilfe-Gesetz: Was muss der Oberarzt hierzu jetzt wissen? *OH Oberarzt heute*, S. 1-4.

Hörschelmann, A. (10. Januar 2014). Von www.dhpv.de: http://www.dhpv.de/presseerklaerung_detail/items/presseerklaerung-des-deutschen-hospiz-und-palliativverbands-dhpv-zur-gesetzlichen-regelung-fuer-ein-verbot-der-beihilfe-zum-suiz.html abgerufen

Maier, G. (2010). *In Würde sterben - ZUr Problematik der Sterbehilfe in Deutschland.* Remscheid: Rediroma Verlag.

Maio, G. (2012). *Mittelpunkt Mensch: Ethik in der Medizin - Ein Lehrbuch.* Freiburg: Schattauer Verlag.

Neumann, U. (2015). Beihilfe zur Selbsttötung - nur durch Ärzte? *Medtrsa - Zeitschrift für Medizinstrafrecht*, S. 16-18.

Prof. Dr. Schmidt, B. (2016). *Beihilfe zum Suizid in Ethischer Bewertung 2. Auflage.* Liebenau: Ethikkomitee der Stiftung Liebenau.

Schätzler, T. (07. November 2015). *Moralisch-ethisch-politische Gratwanderung.* Von www.aerzteblatt.de: https://www.aerzteblatt.de/forum/116116 abgerufen

Schildmann, J. (2006). *Entscheidungen am Lebensende in der modernen Medizin: Ethik, Recht, Ökonomie und Klinik.* Münster: LIT-Verlag.

Schneider, A. (2012). *Medizinethik - moralisches versus ökonomisches Handeln, Vertrauen versus Kontrolle.* München: Genios Verlag.

von Engelhardt, D. (1997). Zur Systematik und Geschichte der Medizinischen Ethik. In D. von Engelhardt, *Ethik im Alltag der Medizin, Spektrum der Disziplinen zwischen Forschung und Therapie* (S. 1-16). Basel: Birkhäuser.

Weigand, T. (2016). *Strafgesetzbuch StGB 54. Auflage.* München: dtv Verlagsgesellschaft.

www.Zeit.de. (10. 02 2017). *Bundestag verbietet geschäftsmäßige Sterbehilfe.* Von http://www.zeit.de/politik/deutschland/2015-11/bundestag-stimmt-fuer-verbot-geschaeftsmaessiger-sterbehilfe abgerufen

BEI GRIN MACHT SICH IHR WISSEN BEZAHLT

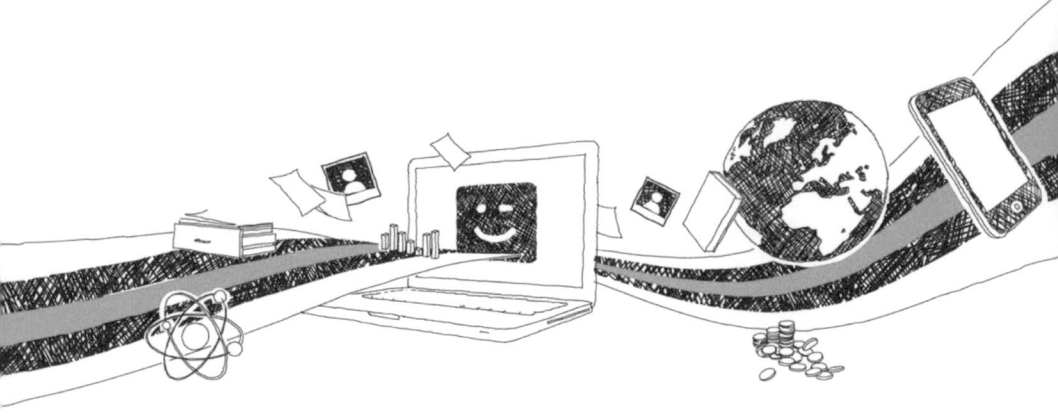

- Wir veröffentlichen Ihre Hausarbeit, Bachelor- und Masterarbeit

- Ihr eigenes eBook und Buch - weltweit in allen wichtigen Shops

- Verdienen Sie an jedem Verkauf

Jetzt bei www.GRIN.com hochladen und kostenlos publizieren